AF383879

CONSIDÉRATIONS SUR LE TRAITEMENT

DES

SUITES DE L'OPÉRATION CÉSARIENNE

CONSIDÉRATIONS

SUR LE

TRAITEMENT DES SUITES

DE

L'OPÉRATION CÉSARIENNE

PAR

M. A. BOUCHACOURT,

PROFESSEUR DE CLINIQUE OBSTÉTRICALE

A L'ÉCOLE DE MÉDECINE DE LYON.

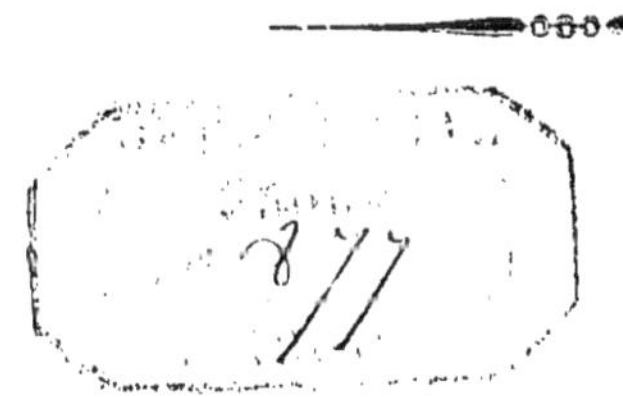

LYON

IMPRIMERIE D'AIMÉ VINGTRINIER

Quai Saint-Antoine, 35.

—

1860

DES SUITES DE L'OPÉRATION

CÉSARIENNE

J'ai publié, il y a plusieurs années (1), l'histoire d'une opération césarienne pratiquée avec succès à la Maternité de Lyon ; aujourd'hui je présente celle d'une opération semblable faite à la clinique obstétricale, avec un résultat différent : la mère a succombé ; mais, comme la première fois, nous avons pu conserver l'enfant. Entre ces deux opérations, qui se trouvent séparées par un intervalle de sept ans, je pourrais en placer trois autres qui ont fourni des résultats analogues à ceux de la dernière : une fois la mère vécut jusqu'au vingt-troisième jour, on put la croire un moment sauvée, puis elle s'éteignit, épuisée par des vomissements incoërcibles. Mais devant publier ailleurs cette histoire, je me borne à ce qui concerne la clinique, ne voulant pas donner à cette note une extension illimitée.

(1) *Comptes-rendus de l'Académie de médecine*, séance du 29 avril 1851. V. *Gazette médicale de Lyon*, an. 1851, p. 65.

II.— Observation.

*Déformation et rétrécissement considérable du bassin,
suites d'ostéomalacie ; — première grossesse à terme ;
— opération césarienne ; — enfant vivant ; — mort de
la mère le septième jour (1).*

Catherine Moutarde, femme Bouche, dévideuse, âgée de
32 ans, demeurant à Lyon, rue Saint-Marcel, entre à la
clinique le 1ᵉʳ mars 1857.

C. B... a été réglée pour la première fois à 15 ans, mais
à 16 ans, sans cause appréciable, les règles se sont sus-
pendues et n'ont reparu qu'à 22. A l'âge de 19 ans, elle
tombe malade, sa constitution s'affaiblit, elle éprouve de
vives douleurs dans la région lombaire ; inappétence,
digestions difficiles, diarrhée alternant avec de la constipation. Tous les jours, accès de fièvre suivi de sueurs
abondantes ; amaigrissement, œdème des extrémités infé-
rieures. En même temps, la colonne vertébrale s'incurve,
la taille se déforme. Cependant la santé générale finit par
se rétablir peu à peu, mais la difformité persiste, et la
femme reste toujours assez faible. Cette maladie, qui a
duré 5 ans, paraît avoir eu pour causes principales la
misère, un travail excessif et une alimentation insuffisante.

A l'âge de 30 ans, C. B... se marie, et à la fin de mai
1856 elle devient enceinte. Rien de particulier pendant les
sept premiers mois de la grossesse, sauf quelques troubles
digestifs au début et le développement de varices aux
membres inférieurs. A la fin du septième mois, le ventre
devient douloureux, lourd, elle est obligée de faire usage
d'une ceinture pour le soutenir ; la marche est très-
pénible, elle a grand'peine à continuer son travail de
dévideuse.

Le 26 février 1857, première apparition des douleurs ;
une sage-femme est appelée et ne constate aucune pré-

(1) Cette observation a été recueillie par M. Chandelux, chef de
clinique.

sentation ; le **27** et le **28** les douleurs deviennent plus fortes, mais il n'y a ni dilatation du col, ni présentation d'aucune partie du fœtus. M. Bouchacourt, consulté alors, fait entrer la malade dans son service de la Clinique, le 1er mars 1857. On constate les phénomènes suivants :

Taille de 1 m. 35 centim. Le ventre très-volumineux, pend en besace au-devant des cuisses ; la cicatrice ombilicale est au niveau d'une ligne horizontale partant de la symphyse pubienne. La région lombaire est fortement excavée avec saillie proportionnelle du sacrum en arrière. Inclinaison très-prononcée de l'utérus à droite et en avant. Le toucher fait reconnaître un rétrécissement considérable du bassin, surtout au niveau du détroit supérieur. Le doigt atteint facilement l'angle sacro-vertébral. La symphyse pubienne est fortement projetée en avant, en sorte que les branches horizontales des os coxaux sont très-rapprochées l'une de l'autre, ainsi que les tubérosités ischiatiques. On trouve avec peine le col, qui est très-élevé à gauche et en arrière, sans pouvoir reconnaître de présentation du fœtus. La direction générale du bassin offre une obliquité très-prononcée en bas et en arrière. Les deux détroits semblent notablement et assez régulièrement rétrécis, non seulement dans la direction des diamètres sacro-pubiens et coccy-pubiens, qui ne paraissent guère avoir plus de 8 centimètres, mais dans le sens transversal encore plus réduit. Les diamètres sacrocotyloïdiens, ou de Burns, ont à peine 6 centimètres, par suite du rapprochement transversal considérable de la branche horizontale du pubis et des tubérosités de l'ischion.

A la suite de cet examen fait en partie à l'aide du compas d'épaisseur de Baudelocque, et surtout avec le doigt indicateur, pour l'exploration interne, M. Bouchacourt, craignant que l'opération césarienne ne soit le seul moyen de terminer l'accouchement, fait donner un grand bain prolongé (2 heures) et réclame l'avis de MM. Richard de Nancy et Valette ; ces messieurs jugent, comme M. Bouchacourt, que l'opération césarienne est le seul parti à prendre ; ils désirent seulement qu'on attende jusqu'à 10 heures du soir pour laisser à la dilatation du col le temps de s'effectuer. Les bruits du cœur du fœtus se font entendre très-clairement vers la ligne médiane au niveau de l'ombilic.

A 10 heures, le col commence à se dilater, on sent la poche des eaux, mais le doigt ne peut encore atteindre aucune partie du fœtus ; on soupçonne une présentation de l'épaule sans la sentir au toucher, par la forme du ventre, et le lieu où l'on constate les bruits du cœur ; les douleurs sont vives, les forces s'épuisent. A 11 heures du soir la vie de l'enfant est de nouveau constatée, la poche des eaux est sur le point de se rompre. M. Bouchacourt se décide à pratiquer l'opération césarienne en présence et avec l'assistance de MM. les professeurs Richard de Nancy, et Valette, de M. Chandelux, chef de clinique, des internes de la Charité, et de plusieurs élèves.

La malade étant chloroformée, on procède à l'opération. Incision des parois abdominales sur la ligne médiane, partant de 0,03 centim. au-dessous de l'ombilic et mesurant environ 0,10 centimètres, pour se terminer très-près du pubis. M. Valette soutenant le ventre et s'opposant à l'issue des intestins, on commence l'incision du péritoine sur la sonde cannelée, avec le bistouri, on la termine avec des ciseaux. L'utérus étant incisé avec le bistouri, couche par couche, un peu à droite, à 2 ou 3 centim. de son fond, on arrive sur le fœtus, qui se présente le dos en avant, en première position de l'épaule droite. On l'extrait par les pieds, et on opère immédiatement la délivrance à travers la double plaie utéro-abdominale. L'enfant est un garçon bien constitué et en bon état de santé apparent.

Réunion des bords de la plaie abdominale au moyen de la suture enchevillée. Pansement simple maintenu par un double bandage de Scultet. Pendant l'opération il s'est écoulé une très-faible quantité de sang par une petite artère utérine. On avait eu soin de vider préalablement la

vessie et le rectum. On s'assure par le toucher que le col
est assez dilaté pour fournir une issue facile aux lochies.
L'opération est terminée à minuit. Immédiatement après
on donne à la femme B. une potion cordiale et des infu-
sions de thé.

Suites de couches. — Le 2 mars (2e jour), la nuit a été
assez calme ; quelques nausées sans vomissements. A
4 heures du matin, il y a eu, par l'angle inférieur de la
plaie, une légère hémorrhagie qu'on a arrêtée par l'application d'un petit tampon de charpie imbibée de perchlorure de fer. A 11 heures du matin, nausées plus
prononcées, ventre souple; non douloureux, pouls à 120.

Potion calmante additionnée de :
      Eau de cannelle. . . 10 grammes.
      Laudanum . . . . . . 20 gouttes.
      Sirop d'œillet . . . . . 30 grammes.
Infusion de tilleul et thé pour boisson.

Le soir, 130 pulsations, vomissements, douleurs abdominales. — *Prescription* : Potion de Rivière, — orange,
— glace, — eau gazeuse, — bouillon froid.

3 mars (3e jour). Écoulement lochial séro-sanguinolent
et fétide. Pouls à 120, plus développé que la veille ; langue
humide, jaunâtre. Abdomen assez tendu, peu douloureux
à la pression. Vomissements moins abondants. La plaie
suppure à peine, la nuit a été agitée. Pas de sommeil.

Prescription : Potion laudanisée, 20 gouttes. — Potion
de Rivière avec l'acétate d'ammoniaque, 1 gr. — 3 onctions par jour sur les côtés du bas-ventre, avec :

      Onguent napolitain. . . . . 8 gram.
      Extrait d'opium . . . . . . 1 gram.

— Vin de Bordeaux. — Limonade gazeuse. — Quelques
cuillerées de bouillon de poulet.

4 mars (4e jour). La nuit a été agitée, insomnie, pas de
selles. La journée est assez bonne, un peu de sommeil.

La plaie est rosée et d'un aspect satisfaisant, léger suintement séro-sanguinolent par l'angle inférieur. Le ventre est assez tendu, mais moins sensible. Point de selles ni de gonflement des seins. Les lochies présentent quelques caillots. Eructations fréquentes. 118 pulsations.

Injections vaginales d'eau de guimauve et de camomille. — Suppositoire anal : Beurre de cacao et savon médicinal. — Continuer les autres prescriptions.

5 mars (5e jour). Dès le matin, l'agitation et la fièvre augmentent, facies altéré, langue noire et sèche, fendillée ; quelques vomissements. Pouls petit à 120, ballonnement abdominal, suppuration abondante de la plaie. La constipation persiste. — Lavement huileux.

A midi, toujours pas de selles. Le météorisme augmente. — Potion émulsive avec l'huile de ricin, 15 gram. — A 4 heures du soir, 2e lavement, la potion n'ayant rien produit.

A 5 heures du soir, évacuations abondantes de matières fécales verdâtres, fétides, accompagnées de quelques vomissements bilieux, *ventre très - douloureux*, lochies nulles, chaleur extrême de la peau. — *Prescription :* 6 sangsues aux cuisses, laisser peu saigner les piqûres ; cataplasmes arrosés d'huile de morphine. Onctions *ut suprà*. — Continuer les autres prescriptions.

6 mars (6e jour). La nuit a été meilleure ; la chaleur est moins vive, un peu de calme, les vomissements ont cessé, le ventre est un peu moins sensible, mais le pouls est à 130, petit ; la faiblesse est très-prononcée. — Sirop de quinquina au vin d'Espagne.

A 4 heures du soir, refroidissement des extrémités, cyanose.

De 9 à 10 heures, agitation, subdelirium, puis affaissement complet.

7 mars (7e jour). Mort à 9 heures du matin.

Autopsie.

Les bords de la plaie abdominale ont contracté quelques

adhérences encore peu solides à la partie supérieure, mais la moitié inférieure est béante et d'un rouge vineux. Injection légère du péritoine, sa cavité contient un peu de sérosité sanguinolente : à droite on trouve un caillot sanguin du volume d'un petit œuf de poule. Les lèvres de la plaie utérine, longue encore de 7 centimètres, sont écartées de deux centimètres environ à la partie moyenne, et béantes dans toute leur longueur ; elles sont noirâtres et présentent un aspect comme gangréneux vers la partie inférieure ; sans apparence de travail de cicatrisation. L'utérus est resté très-volumineux, sa surface interne est ridée, et sa cavité contient une légère couche pultacée, sanguinolente, fétide. Pas d'abcès des parois. Pas d'inflammation du col. Les autres viscères sont sains. — *Bassin*. Le bassin, qui a été préparé avec soin et conservé, a la forme d'un cœur de carte à jouer, dont les deux saillies postérieures assez étroites répondent aux articulations sacro-iliaques, la pointe mousse, mais allongée, se termine à la symphyse pubienne. Par suite de l'incurvation très-prononcée de la région lombaire, l'angle sacro-vertébral est considérablement abaissé et regarde plutôt en bas qu'en avant, en sorte que le doigt introduit dans la direction où se trouve d'ordinaire l'angle sacro-vertébral, vient tomber, non sur cet angle, mais sur l'articulation de la 4e et de la 5e vertèbres lombaires ; et c'est ce point qui présente la plus forte saillie au niveau du détroit, en sorte que c'est sur lui que doit porter la mensuration, et non sur l'articulation lombo-sacrée. Le bassin offre aussi un aspect tout particulier par suite d'une déformation très-prononcée du sacrum. Cet os semble avoir été soumis à une double pression agissant sur ses extrémités, de manière que sa courbure naturelle a été considérablement augmentée ; les deux extrémités sont portées en avant, et la partie moyenne en arrière. Au niveau de la réunion des deux premières pièces du sacrum avec la troisième, se trouve un angle brusque ouvert en avant de 40° environ ; cette déformation est si prononcée que la première pièce du sacrum regarde. en arrière et se dirige même un peu en haut, au lieu de regarder en avant et en bas, tandis que la partie inférieure regarde en avant et en haut, et est presque horizontale. Le coccyx soudé avec le sacrum continue la direction de la portion inférieure de cet os.

Voici, du reste, quelles sont les dimensions du bassin :

Mensuration externe :

De la partie saillante d'une crête iliaque, à l'autre. 0^{m}25
D'une épine iliaque antéro-supérieure à l'autre. . 0,21
D'une épine iliaque antéro-inférieure à l'autre . . 0,13
D'une éminence iléo-pectinée à celle du côté opposé. 0,085
Diamètre bi-trochantérien 0,24
D'une épine iliaque postéro-supérieure à l'autre. 0,08
D'une épine iliaque postéro-inférieure à l'autre. 0,095
Du pubis à l'apophyse épineuse de la 1re vertèbre sacrée 0,175

Mensuration interne. — Détroit supérieur.

Diamètre sacro-pubien (faux) mesuré avec l'articulation lombo-sacrée. 0,105
Diamètre sacro-pubien (vrai) mesuré avec la dernière articulation lombaire. 0,08
Diamètre bi-siliaque le plus large, pris sur un plan tangent à la face antérieure de l'angle sacro-vertébral. 0,11
Diamètre bi-cotyloïdien 0,075
Diamètre oblique droit 0,11
Diamètre oblique gauche. 0,105
Diamètre sacro-cotyloïdien droit 0,05
Diamètre sacro-cotyloïdien gauche. 0,06
Diamètre antéro-postérieur de l'excavation, ou médio-sacro-pubien 0,15,5

Détroit inférieur.

Diamètre coccy-pubien 0,08
Diamètre bi-ischiatique. 0,075
D'une épine sciatique à celle du côté opposé . . . 0,075
Diamètres obliques droit et gauche 0,08

La plus grande largeur de l'arcade du pubis est de 4 centimètres, le sommet du coccyx n'est éloigné que de 5 centimètres de la ligne qui réunit des deux côtés la base de l'arcade pubienne.

Par suite de l'évasement très-prononcé de la face antérieure du sacrum, les diamètres de l'excavation sont à peu près normaux.

La hauteur du pubis est de 0,04
Hauteur du sacrum et du coccyx en ligne directe. 0,05
Hauteur du sacrum et du coccyx en suivant la
    courbure. . . . . , ... 0,145
Hauteur moyenne du bassin 0,08

Un examen plus approfondi montre que l'évaluation des diamètres ordinairement mesurés ne donne pas une idée exacte de la nature et de l'étendue des rétrécissements ; en effet, le corps des pubis projeté en avant est creusé d'une sorte de gouttière profonde qui, combinée avec la saillie de l'articulation de la quatrième et de la cinquième vertèbre lombaire en avant, réduit encore l'étendue du diamètre sacro-pubien de 3 centimètres, quoique réellement plus considérable. En réalité, il n'a que 5 centimètres. Les deux trous ovales regardent presque directement en dedans, séparés l'un de l'autre par un espace qui n'est que de 25 à 26 millimètres.

II. — RÉFLEXIONS.

Ce bassin appartient à la classe des bassins viciés par ostéomalacie. Il en a la forme habituelle, les caractères et les dimensions. Généralement la réduction, dans ces sortes de viciation, porte sur les diamètres transversaux, l'ensemble du bassin considéré extérieurement paraît plutôt développé qu'amoindri ; ce qui n'a pas lieu chez les rachitiques, où la déformation qui survient ordinairement dans l'enfance frappe, pour ainsi dire, le système osseux d'un arrêt de développement. La consolidation était complète, les os sont aussi durs que dans le rachitisme et aussi blancs, ce qui est rare pour l'ostéomalacie. Les douleurs, les troubles de la santé générale ont apparu à l'âge de 19 ans ; on y retrouve, quoique moins tranchés, les caractères donnés par Burns, à savoir : les douleurs dans la région lombaire et dans la cavité pelvienne, douleurs ressemblant dans quelques cas à celles du rhumatisme chronique, s'accompagnant d'une réduction de la taille, et d'un marasme dont il n'est pas toujours facile d'arrêter les progrès. Chez notre opérée la maladie a pu arriver à la période de résolution et de consolidation, la santé s'est rétablie, mais la difformité s'est maintenue, d'où l'obstacle et le danger au moment de l'accouchement. Bien que fort considérable, la viciation du bassin est assez régulière, c'est-à-dire que les deux moitiés, droite et gauche à quelques millimètres près, offrent les mêmes dimensions : l'un des diamètres obliques a 11 centimètres, l'autre 10 et 5 millim. Le diamètre transverse, à son point le plus étendu, paraît encore considérable, quoique réduit néanmoins, mais c'est au niveau de la saillie vertébrale ; sur les côtés et en arrière tout l'espace est perdu pour le passage de la tête du fœtus ; la véritable et importante diminution porte sur les diamètres sacro-cotyloïdiens : le droit n'a que 5 centimètres, le gauche a un peu plus, le diamètre sacro-pubien réel n'ayant que 5 centimètres.

Le détroit inférieur est relativement plus vicié, avec les mêmes dimensions dans le diamètre coccy-pubien que le supérieur au sacro-pubien ; il n'a guère que 8 centim. dans ses diamètres obliques, et 7 centim. 5 millim. dans ses diamètres transversal, bi-ischiatique et bi-sciatique.

La courbure du sacrum fléchie fortement dans le sens vertical repousse en arrière sa partie moyenne, rapproche l'une de l'autre ses deux extrémités, d'où une réduction

considérable de la corde coccy-sacrée, qui n'a plus que
5 centimètres, mais la longueur de la ligne qui mesure la
face antérieure et celle du coccyx, reste encore étendue,
puisqu'elle dépasse 14 centimètres.

L'étude du bassin, au moment de l'accouchement et
après la mort, dans des circonstances semblables, est
d'une grande importance. Elle éclaire sur la conduite à
tenir, elle justifie ou infirme les décisions prises, et donne
tort ou raison moins aux motifs qui ont dirigé le chirur-
gien qu'à l'appréciation des indications. A part quelques
circonstances exceptionnelles fort rares, constituant, pour
ainsi dire, de véritables anomalies, la considération du
bassin renferme l'histoire de ce qui se passera ou de ce
qui s'est passé au moment de l'accouchement, s'il a lieu
dans des circonstances ordinaires quant au fœtus, quant
aux forces expultrices de la mère. N'oublions pas néanmoins que si la consistance des os rétrécis peut apporter
sa part d'obstacle, elle peut offrir dans des conditions
inverses une porte à la délivrance normale. On connaît
cette observation de Weld qui s'étant aperçu, dans un cas
d'ostéomalacie, que tous les os du bassin étaient considérablement ramollis, au lieu de pratiquer l'opération césarienne, comme il se l'était proposé, eut l'idée de porter
la main dans l'utérus pour essayer de retirer l'enfant par
les pieds. L'extraction fut facile, les os prêtèrent comme
s'ils eussent été membraneux. Le bassin de la femme B...
a bien été ramolli, mais il s'est consolidé, et sa consistance
égale au moins celle d'un bassin ordinaire appartenant à
une femme dans la force de l'âge, les points d'ossification
complémentaire sont réunis et solidement confondus avec
le reste des os ; de ce côté-là même il ne pouvait y avoir
la plus légère dilatation.

Le détroit inférieur est rétréci presque autant que le
supérieur, il l'est plus relativement dans ses diamètres
transversaux, ce qui n'est pas rare dans les bassins ostéo-
malaciques, et ce qui l'est plus chez les rachitiques, où
souvent au contraire, les tubérosités de l'ischion sont

plus écartées l'une de l'autre, et le coccyx plus éloigné de la symphyse, ce que démontre l'étude de quelques-uns des bassins du musée anatomo-pathologique de l'École.

Les détails qui terminent la description du bassin doivent être rappelés ici pour mieux faire comprendre le degré d'angustie auquel nous avions affaire ; en réalité le rapprochement des branches horizontales du pubis, la projection en avant de l'angle sacro-vertébral ne laissaient plus que 5 centim. dans le sens antéro-postérieur, 5 et 6 dans les diamètres obliques ; car de même que la partie située en avant de la ligne sacro-pubienne ne pouvait servir en rien au passage de la tête, l'extrémité la plus reculée des diamètres obliques était complètement perdue pour le travail.

Aussi, après un examen tant soit peu attentif, nous fûmes bientôt convaincu qu'avec un si complet rétrécissement il eût été fort difficile, pour ne pas dire impossible, de pratiquer l'embryotomie, même en supposant l'enfant mort ; mais il était vivant, nous ne voulûmes pas faire courir ses chances à la mère, ayant presque la certitude d'amener l'enfant vivant par l'opération césarienne ; ce fut aussi l'avis de nos confrères. Je crois que la conservation de l'enfant d'une part, et l'examen attentif et impartial du bassin, de l'autre, nous donnent complètement raison.

Je n'insisterai pas davantage sur les indications de l'opération césarienne tirées de l'état du bassin chez la malade qui fait le sujet de notre observation, je ne dirai rien non plus du moment choisi pour la pratiquer ; il est généralement admis aujourd'hui que non seulement toutes les chances sont pour l'enfant, mais qu'on en réunit davantage au profit de la mère en opérant de bonne heure, avant qu'elle soit lassée, affaiblie par un travail inutile. A ce point de vue les statistiques fournies par les accoucheurs anglais n'ont pas de valeur, puisqu'ils épuisent, avant de recourir à l'opération césarienne, toutes les ressources de la médecine opératoire obstétricale, heureux s'ils peuvent extraire l'enfant avant que la femme ait succombé.

Chez notre malade l'opération et le pansement n'ont rien offert de particulier ; les intestins, parfaitement maintenus, n'ont pas fait hernie à travers la plaie, celle-ci a été réunie par la suture enchevillée, que nous préférons à toute autre, et que nous mettons bien au-dessus de la réunion au moyen des serre-fines qui n'exercent qu'une action illusoire contre une aussi forte tendance à l'écartement. Nous n'avons pas appliqué de points de suture aux parois utérines : cette pratique abandonnée aujourd'hui, n'a pas été proposée et suivie par Lauverjat comme on l'a plusieurs fois rappelé à tort. Il parle d'une observation de Lebas, qui se comporta ainsi, mais il désapprouve ce procédé, bien loin de le conseiller ; tout le monde est d'accord pour le rejeter. M. Stoltz, qui ne l'emploie pas, fait observer néanmoins avec son impartialité accoutumée que la suture de la matrice a encore été employée quelquefois, entre autres par Wiesel, à Hülsenbusch, dont l'opération a réussi ainsi que celle de Lebas (*Dict. des Sciences méd. prat.*, art. Opération césarienne).

J'ai vu Bonnet recourir une fois à la suture entrecoupée de la plaie utérine, chez une femme dont le bassin excessivement vicié exigea l'opération césarienne, au mois de septembre 1843. Quatre points de suture réunirent exactement les bords de la plaie de la matrice, qui, à l'autopsie, réduite de plus d'un tiers, n'avait plus guère que 8 centim. Les bords étaient épais, mais ils bâillaient entre les points de suture, au point de permettre l'introduction du doigt ; il est donc inutile, dit M. Pétrequin, de suturer la matrice dans ces cas. (*Anat. topogr. médico-chir.*, p. 454). Je me range volontiers et en principe à cette opinion, qui était celle de Lauverjat, qui est adoptée par MM. Dubois, Stoltz et la plupart des chirurgiens de nos jours ; mais je ne dois pas dissimuler que l'examen attentif de la plaie utérine chez les femmes qui ont succombé à l'opération césarienne, montre à l'écartement et à la non réunion une tendance plus prononcée qu'on ne le croit généralement ; c'est contre cette tendance favorisée par le défaut de retrait de la matrice que la suture est appelée à lutter. La question ne me paraît pas complètement résolue, soit comme indication, soit comme procédé opératoire ; elle a besoin, ce me semble, d'être examinée de nouveau par les chirurgiens compétents.

L'hémorrhagie survenue pendant la nuit qui a suivi l'opération, c'est-à-dire cinq heures après, a bientôt cédé à l'application sur l'angle inférieur de la plaie , de petits tampons de charpie imbibée d'une solution étendue de perchlorure de fer ; l'examen de l'utérus après la mort a montré que si l'hémorrhagie provenait bien de l'organe incisé, le sang ne s'était pas accumulé dans sa cavité et avait coulé en se coagulant dans la cavité péritonéale où il s'était amassé.

Cette hémorrhagie, légère en apparence, pouvait nous laisser craindre qu'elle ne fût plus abondante en réalité, elle commandait une grande réserve dans l'emploi des évacuations sanguines, s'il eût été dès l'abord indiqué ; le cinquième jour, cependant, malgré les évacuations alvines abondantes , l'emploi des onctions mercurielles et des onctions calmantes, le ventre devenant plus douloureux et les lochies se supprimant sans qu'il y ait eu le plus léger gonflement des seins , nous fîmes appliquer six sangsues aux cuisses, recommandant de laisser peu saigner les piqûres pour avoir un effet plutôt dérivatif qu'évacuant, tant nous redoutions d'affaiblir un sujet déjà si profondément déprimé.

Le retrait de l'utérus immédiatement après l'opération, fit cesser l'écoulement sanguin résultant de l'incision des parois utérines ; vers l'angle inférieur de la plaie un jet sanguin s'était montré durant quelques secondes, mais il s'arrêta bientôt, et au moment où la suture des parois abdominales fut pratiquée, nous étions complètement rassurés, la matrice était revenue sur elle-même, le sang ne coulait plus.

Les hémorrhagies après l'opération césarienne sont assez rares, cependant il n'est pas sans exemple qu'on ait eu à les combattre. Personne mieux que de Ritgen n'a compris leur importance, personne n'a donné les meilleurs préceptes pour les arrêter ; il s'est occupé surtout de l'hémorrhagie primitive immédiate. D'après lui, lorsque l'utérus ne se contracte pas convenablement, il faut, pour remédier à l'hémorrhagie, attirer l'organe à travers la plaie abdominale, le laisser exposé à l'air et y faire des applications froides avec des éponges trempées dans l'eau. Dans le 9e volume, 2e cahier du *Journal d'accouchements*, de Busch, d'Outrepont, etc. (voy. Extr. dans *Gaz. méd. de Paris*, ann. 1844, p. 247), on trouve l'heureuse application des préceptes donnés par le professeur de la clinique de Giessen. Dans un cas d'opération césarienne où l'incision utérine tomba sur l'insertion placentaire, après l'extraction du fœtus qui augmenta encore la plaie de la matrice en la déchirant vers l'angle inférieur (accident qui m'est arrivé une fois), les parois de cet organe restant inertes et fournissant beaucoup de sang, M. de Ritgen tordit quelques artères, en lia d'autres en coupant les deux fils très-près du nœud ; l'hémorrhagie continua néanmoins. Il se décida alors à retenir l'utérus en dehors de la plaie des téguments et des aponévroses du bas-ventre, et le couvrit d'éponges trempées dans de l'eau froide. L'utérus resta ainsi exposé à l'air pendant une heure et demie ; on donna en même temps du seigle ergoté, de la teinture de ratanhia, et l'élixir acide de Mynsicht. Après la cessation de l'hémorrhagie, M. de Ritgen fit rentrer l'utérus et ferma la plaie du bas-ventre à l'aide de la suture. L'enfant fut sauvé et la mère guérit, non sans présenter des accidents très-graves de puerpéralité ; il se détacha notamment des bords de la plaie des escarres dont quelques-unes venaient des parois de la matrice.

Si encourageant que soit ce résultat, on ne peut se

dissimuler que la tentative ne soit téméraire. Qui empê-
cherait, en pareil cas, en même temps qu'on donnerait à
l'intérieur le seigle ergoté, d'introduire dans l'utérus des
fragments de glace soit par le col, soit par la plaie elle-
même, de comprimer régulièrement les parois addomi-
nales, sans songer néanmoins au tamponnement vaginal
qui, à la faveur de la plaie utérine, convertirait bien vite
en hémorrhagie externe, mais péritonéale, l'hémorrhagie
interne qu'on veut arrêter?

L'étude de la puerpéralité après l'opération césarienne
est fort délicate et éminemment difficile, par la raison que
le traumatisme tend à absorber d'une manière exclusive
les forces de l'organisme. Aussi, la fièvre de lait est-elle
presque complètement nulle, et la réaction a-t-elle lieu
beaucoup plus tôt, avec un caractère qui la rapproche né-
cessairement de celle que développent les opérations graves.
On se préoccupe beaucoup de la péritonite, on s'efforce de
la prévenir et de la combattre. Les moyens employés sont-ils
réellement efficaces, n'y aurait-il pas à revenir de la rou-
tine habituelle, à insister sur les narcotiques d'abord, sur
les stimulants, les toniques, l'alimentation ensuite ?

La cessation brusque du travail d'accouchement rem-
placé par une longue et profonde incision qui met
en communication l'utérus avec l'air intérieur par une
large ouverture, n'est-ce pas une sorte de crise naturelle,
efficace, subitement interrompue et remplacée par une
lésion grave et violente? Aux efforts énergiques et réguliers
qui poussaient en bas succède rapidement un calme inu-
sité, avant que la fonction soit complètement accomplie,
avant que le mouvement vers la partie inférieure du bassin ait eu sa fin régulière, naturelle. La délivrance même
se faisant plus facilement par la plaie abdominale, on
ne cherche pas à la provoquer par le col utérin et le
canal vaginal ; Planchon a conseillé cependant de porter le
cordon par la plaie dans le vagin au moyen d'une sonde
de gomme élastique, afin de l'entraîner par la voie ordinaire ; ce conseil qui n'est suivi par personne, non plus

que celui de débarrasser par la même voie l'utérus des caillots, des débris de membrane qui peuvent rester dans sa cavité après l'opération, mériterait peut-être un examen plus réfléchi, et cette pratique, lorsque le bassin n'est pas trop étroit, n'aurait ce me semble rien que de très-rationnel; elle se relie à une autre dont les avantages me paraissent illusoires, et qui consiste à laisser dans le vagin, passant à travers le col utérin, une mèche enduite de cérat, pour faciliter l'écoulement des lochies et de la suppuration utérine : on la néglige dans la plupart des opérations. En effet, la position, la pesanteur, tout favorise par en bas l'écoulement des liquides, rien ne s'y oppose lorsque la dilatation du col est complète ou sur le point de se terminer au moment de l'opération.

On le voit, les questions que soulève une observation d'opération césarienne, même suivie d'insuccès, sont nombreuses et importantes ; elles se rattachent d'un côté, par les détails, le choix de la méthode, du procédé, le mode de pansement, aux points les plus délicats et les plus controversés de la chirurgie opératoire ; elles touchent de l'autre à l'étude du traumatisme, à celle de la puerpéralité, qui laisse, même aujourd'hui, beaucoup à désirer ; elles constatent des lacunes dans les préceptes relatifs à la direction générale de la thérapeutique des suites d'une opération, dont M. Stoltz a pratiquement senti et cherché à faire comprendre toutes les difficultés et toute l'importance en même temps.

« Ce qui fait, dit-il, le plus souvent manquer l'opération césarienne, c'est le traitement consécutif mal compris et mal dirigé. » Et ailleurs : « l'opération est achevée, et cependant le plus difficile n'est pas fait ; le véritable chef-d'œuvre est de la bien conduire à sa fin, d'obtenir la guérison de l'opérée. C'est dans le traitement consécutif que se trouve toute la difficulté du problème. »
(STOLTZ. *Opération césarienne. Dict. des étud. méd. prat.*)

La détermination précise des accidents qui ont fait suc-

comber notre opérée n'est pas facile, anatomiquement par-
lant, du moins. La péritonite n'existait pas, non plus que
la métrite, la phlébite, ni l'inflammation des lymphatiques
utérins. Que faut-il penser de cette hémorrhagie consé-
cutive? Elle a été trop légère évidemment pour être considérée en elle-même comme un accident sérieux ; cependant, à la suite d'une opération aussi grave, après laquelle
la malade doit en quelque sorte faire appel à toutes les forces
de l'organisme, évidemment la moindre cause d'affaiblissement peut agir partiellement d'une manière fàcheuse...Mais,
je le répète, la perte sanguine a été trop légère pour qu'on
puisse faire retomber sur elle la cause déterminante des
accidents mortels. Le traumatisme, l'ébranlement nerveux,
l'affaiblissement consécutif ont suffi, sans lésion déterminée, caractéristique. Il en est et il doit en être souvent
ainsi. Aujourd'hui encore, et il est difficile de ne pas se
laisser entrainer au courant des idées généralement adop-
tées sur les suites de l'opération, la crainte dominante
parmi les chirurgiens et les accoucheurs est celle de la péritonite ; je ne parle pas de la métrite, elle est, dans un
certain degré inévitable. Cependant, les suppurations dif-
fuses du tissu cellulaire sous-séreux , sous-aponévrotique
du bassin, et, à côté d'elles, les hémorrhagies prennent
une assez forte part dans les causes de mortalité ; les con-
vulsions, le tétanos lui-même, dans quelques cas rares,
ont été la conséquence de l'opération ; mais l'épuisement
nerveux, une sorte de sidération analogue à celle que pro-
duisent toutes les grandes opérations ont suffi plusieurs fois
seuls ou comme complication à déterminer la mort. On peut
d'autant plus se demander, même après les 13 cas de
péritonite rassemblés par Michaelis, si le rôle de cet accident est aussi généralement fatal qu'on pourrait le croire,
que, sur 30 autres cas de mort, il n'a pas été observé.
Cette question est importante en pratique, car il ne faut
pas se dissimuler que le traitement des suites de l'opération ayant surtout pour but de prévenir et de combattre
l'inflammation , on laisse à l'affaiblissement qui amène

promptement un affaissement irrémédiable, le temps de faire des progrès désormais impossibles à arrêter. La médication et le régime toniques, autant du moins qu'ils peuvent être supportés, doivent fournir, ce me semble, matière à de nouvelles études, à de nouvelles expérimentations. Depuis que les idées médicales ont été si profondément modifiées, même à l'endroit de la thérapeutique et du régime dans les fièvres continues et les véritables inflammations, il est bien permis de se demander si, dans les cas où le travail phlogistique ne peut être séparé d'un affaiblissement radical, ce dernier élément ne doit pas être combattu à part, avec soin, avec énergie, et si cette lutte contre l'épuisement nerveux ne tournera pas à l'avantage du traitement même de l'inflammation, qui n'est plus considérée aujourd'hui comme l'apanage exclusif de la pléthore, de l'excès de vie et d'irritabilité. En appliquant au traitement des suites de l'opération césarienne les progrès que la thérapeutique a introduits dans celui des grandes opérations chirurgicales (amputations, ablations de tumeurs, etc.) et dans celui des phlegmasies viscérales, des fièvres continues, etc., n'est-il pas permis d'espérer que les chances de succès iront en augmentant, et qu'à la fin les partisans presque exclusifs de l'embryotomie et ceux de l'opération césarienne, ayant chacun leur catégorie de succès et d'insuccès bien déterminée, s'entendront pour établir d'un commun accord les catégories d'indications, aujourd'hui confuses parce que les chances mal définies ou mal appréciées ne jettent que du trouble dans les déterminations des praticiens.

L'étude des cas isolés d'opération césarienne, quels que soient les résultats, est le seul moyen, ou du moins le plus efficace d'amener et de consolider un tel progrès ; c'est à ce titre que j'ai demandé, pour l'observation tirée de notre clinique, l'attention et l'indulgence tout à la fois de nos collègues, réservant pour un travail d'ensemble, sur les cas d'opération césarienne pratiquée à Lyon depuis la fin du siècle dernier, les considérations générales, les conclusions et les applications, qui ne peuvent ressortir que d'une réunion assez importante de faits, pour la plupart observés et recueillis dans des circonstances sinon complètement analogues, au moins régulièrement déterminées.

(Société impériale de médecine de Lyon, séance du 4 juin 1860).